Gröna godsaker 2023

Upptäck nya smaker och näringsrika sätt att njuta av grönsaker

Katarina Johansson

innehållsförteckning

Tomater med mynta och basilika 9
blåbär med grönsaker 11
Quinoasallad med tranbär och glaserade valnötter 13
Pastasallad med lax 15
Svampsallad med spenat och romansallad 17
Waldorfsallad med kyckling 19
Kryddig ruccola och potatissallad 21
Kycklingsås med avokadosallad 23
Krämig potatis- och dillsallad 25
Kycklingsallad med ost och rucolablad 26
Potatissallad med peppar 28
Kycklingsallad med couscous 29
Röd potatissallad med kärnmjölk 31
Kycklingsallad med honungsdagg 33
Ägg- och potatissallad med dijonsenap 35
Honung valnöt kyckling sallad 37
Kycklingsallad med vindruvor och majonnäs 39
Potatis- och örtgräddsallad 41
Kryddad kycklingrussinsallad 43
potatissallad med mynta 45
Curry kyckling sallad med blandade grönsaker 47
Kycklingsallad med valnötter 49
Senapskycklingsallad 51
Kryddig ingefära potatissallad 53

Selleri och potatissallad 55
Limekyckling med potatissallad 57
Potatissallad med getost 59
Pico de Gallo - Autentisk mexikansk sås 61
Olivolja och citronsalladsdressing 63
Bön-, majs- och avokadosallad 64
Sydväst pastasallad 65
Stekt rödbetssallad 67
Krispig Kål Ramen Nudelsallad 69
Spenat och tomatpastasallad 71
Waldorfsallad 73
Istuaeli sallad 74
Kål nudelsallad 75
Mexikansk svartbönsallad 77
Svarta bönor och majs salsa 78
Turkiet taco sallad 79
regnbågsfruktsallad 80
Sunshine fruktsallad 82
Citrus och svarta bönor sallad 83
Kryddig gurk- och löksallad 84
Trädgårdssallad med blåbär och rödbetor 85
Blomkålssallad eller skenpotatis 87
Gurka dill sallad 88
falsk potatissallad 89
Bonnies gurkapotatissallad 91
Spenatsallad med röda frukter 93
tubulussallad 94

Sallad med basilika och majonnäsdressing 96
Grillad Caesarsallad med kniv och gaffel 98
Romersk jordgubbssallad I 100
grekisk sallad 102
Jordgubbs- och fetasallad 104
köttsallad 106
Mandarin och mandelsallad 108
Tropisk sallad med ananasvinägrett 110
kalifornisk salladsskål 112
Klassisk rostad sallad 114
Kryddig päron- och ädelostsallad 116
Kryddig italiensk sallad 118
caesarsallad 120
Prosciutto och karamelliserade päron och valnötter sallad 122
Mandarin romansk salladssallad med vallmofröndressing 124
Hussallad i restaurangstil 126
Spenatsallad 128
Super Seven Spenatsallad 130
vacker sallad 131
Spenat och Orzo sallad 132
Jordgubbs-, kiwi- och spenatsallad 134
Spenat och granatäpple sallad 135
Spenatsallad med peppargelédressing 136
Superenkel sallad med spenat och röd paprika 137
Spenat, vattenmelon och mynta sallad 138
Fin granatäppelsallad 140
Knäckig äppel- och mandelsallad 141

Mandarin, gorgonzola och mandelglädje 142

Rostad romaine och apelsinsallad 143

beroendeframkallande sallad 144

Grönkålssallad med granatäpple, solrosfrön och skivad mandel 146

Granatäpple och feta sallad med citron Dijon vinägrett 148

Ruccola, fänkål och apelsinsallad 150

Avokado, vattenmelon och spenatsallad 151

Avokado, grönkål och quinoasallad 152

Zucchinisallad med specialdressing 154

Grönsaks- och baconsallad 156

Krisig gurksallad 158

Färgglad grönsaks- och ostsallad 159

krämig gurksallad 161

Bacon och broccolisallad 163

Majsbröd och grönsakssallad 165

Bön- och grönsakssallad 167

Majs och olivsallad 169

majssallad 171

Färsk ungersk sallad 173

En perfekt blandning av tomat, gurka och lök. 175

Klassisk gurksallad 177

Tomatsallad med körsbärsströssel 179

sparrissallad 181

Pastasallad och Black-eyed Peas 183

Spenat och rödbetssallad 185

Potatissallad med balsamvinäger 187

Marinerad tomatsallad 189

Smakrik broccolisallad 191

Majssallad med italiensk dressing 193

Sallad med sparris och paprika 194

Tomat och basilika sallad 196

färgglad trädgårdssallad 198

Svampsallad 200

Quinoa, mynta och tomatsallad 202

Recept på surkålssallad 204

Snabb gurksallad 206

Tomatskivor med krämig dressing 208

Rödbetssallad 209

Kyckling och spenatsallad 211

Tysk gurksallad 213

Färgglad citrussallad med unik dressing 215

Potatis, morot och rödbetor sallad 217

Tomater med mynta och basilika

Ingredienser

4 tomater

2 matskedar. Olivolja

2 matskedar. Vitvinsvinäger

Salt att smaka

peppar efter smak

myntablad

2 schalottenlök, skivade

Metod

Skär först de färska tomaterna i bitar. Släng dem sedan i en mixerskål för sallader. Tillsätt lite salt, lite peppar efter smak och skivad schalottenlök. Håll dem i 6 minuter. Ringla nu över lite vitvinsvinäger och lite extra virgin olivolja. Toppa nu detta med färsk mynta. Och denna enkla och goda salladsrätt är redo att ackompanjera alla måltider. Du kan servera detta med ströbröd. Servera toppad med myntablad.

Njut av!

blåbär med grönsaker

Ingredienser

6 och sparris skuren

1 knippe babyspenat

½ kopp torkade tranbär

En skvätt olivolja

2 matskedar. balsamvinäger efter smak

2 dl salladsdressing

Nypa salt

Svartpeppar

Metod

Skär först den färska sparrisen och koka tills den är mjuk. Tvätta den färska babyspenaten. Tillsätt nu lite olja, lite salladsdressing och balsamvinäger i en liten skål och strö över lite salt och mald svartpeppar efter smak. Blanda dem väldigt väl. Lägg nu sparrisen och detta i en salladsskål och blanda.

Tillsätt sedan torkade söta tranbär.

Njut av!

Quinoasallad med tranbär och glaserade valnötter

Ingredienser

2 dl kokt quinoa

½ kopp torkade tranbär

5-6 glaserade valnötter

4 msk olivolja

4 fint tärnade tomater

2 matskedar. persilja

2 matskedar. myntablad

lite salt

En nypa svartpeppar efter smak

Metod

Lägg den kokta quinoan i en djup skål. Ta nu de torkade tranbären och de glaserade valnötterna i skålen. Tillsätt nu de tärnade färska tomaterna, lite färsk persilja och myntablad och ringla över lite olja. Blanda dem alla väl.

Smaksätt nu med salt och svartpeppar. Denna välsmakande rätt är redo att serveras.

Njut av!

Pastasallad med lax

Ingredienser

2 bitar kokt lax, tärnad

1 kopp kokt pasta

2 stjälkar selleri

½ kopp majonnäs

2 tärnade tomater

2-3 färsk hackade salladslökar

1 kopp gräddfil

1 rött äpple skuret i tärningar

limejuice av 1/2 citron

Metod

Ta först en djup skål och blanda ihop tärnad kokt lax, kokt pasta tillsammans med lite selleri och nyhackade tomater, tärnade äpplen och salladslök.

Blanda dem väl. Tillsätt nu hemmagjord majonnäs, färsk gräddfil och ringla över färsk limejuice från en halv citron. Blanda nu allt mycket väl. Detta är tydligt.

Njut av!

Svampsallad med spenat och romansallad

Ingredienser

1 knippe spenat

1 romansallat

4-5 svampar

2 skalade tomater

2 matskedar. smör, valfritt

Salt

svart eller vitpeppar

Metod

Ta färsk spenat och romansallad. Stek i smör, valfritt. Det tar bara 7 till 8 minuter. Hacka under tiden svampen och lägg dem i en skål. Tillsätt sedan tomater i svampen. Lägg detta i mikrovågsugnen i cirka 2 till 3 minuter.

Blanda dem nu med sauterad spenat och romansallad. Blanda väl och strö över salt och svart- eller vitpeppar.

Njut av!

Waldorfsallad med kyckling

Ingredienser

½ kopp hackade valnötter

½ kopp honungssenap

3 koppar kokt kyckling, hackad

½ kopp majonnäs

1 kopp röda druvor, halverade

1 kopp tärnad selleri

1 tärnad galläpple

Salt

Peppar

Metod

Ta en grund form för att grädda de hackade valnötterna i 7-8 minuter i en förvärmd ugn, 350 grader. Blanda nu alla ingredienser och justera kryddningen.

Njut av!

Kryddig ruccola och potatissallad

Ingredienser

2 pund potatis, skuren och kokad

2 koppar ruccola

6 teskedar extra virgin olivolja

¼ tesked svartpeppar

3 schalottenlök, hackade

3/8 tsk salt

½ tsk sherryvinäger

1 tsk citronsaft

2 tsk senap, mald sten

1 tsk rivet citronskal

Metod

Värm 1 tsk. olja i en panna och fräs schalottenlöken tills den är gyllenbrun.

Lägg schalottenlöken i en skål och blanda alla övriga ingredienser utom potatisen. Blanda väl. Täck nu potatisen med dressingen och blanda väl.

Njut av!

Kycklingsås med avokadosallad

Ingredienser

2 tsk olivolja

4 gram tortillachips

2 tsk limejuice

1 avokado, hackad

3/8 tesked kosher salt

¾ kopp sås, kyld

1/8 tsk svartpeppar

2 dl kycklingbröst, kokta och strimlade

¼ kopp hackad koriander

Metod

Blanda olivolja, limejuice, svartpeppar och salt i en skål. Tillsätt nu hackad koriander och kyckling och blanda väl. Toppa med hackad avokado och salsa. Servera salladen på tortillachips för bästa resultat.

Njut av!

Krämig potatis- och dillsallad

Ingredienser

¾ pund potatis, skuren och kokad

¼ tesked svartpeppar

½ engelsk gurka, tärnad

¼ tesked kosher salt

2 tsk gräddfil, låg fetthalt

2 tsk hackad dill

2 tsk yoghurt, fettfri

Metod

Potatisen ska kokas tills den är mjuk. Ta en skål och blanda dill, yoghurt, grädde, gurktärningar och svartpeppar. Ingredienserna måste blandas väl. Tillsätt nu de kokta potatiskuberna och blanda väl.

Njut av!

Kycklingsallad med ost och rucolablad

Ingredienser

3 skivor bröd, skurna i tärningar

½ kopp parmesanost, riven

3 tsk smör, osaltat och smält

2 tsk hackad persilja

5 basilikablad, skurna i strimlor

¼ kopp olivolja

2 dl rostad och hackad kyckling

5 gram ruccolablad

3 tsk rödvinsvinäger

peppar, efter smak

Metod

Värm smör och 2 tsk. olivolja och tillsätt brödtärningarna. Grädda brödtärningarna i en förvärmd ugn på 400 grader tills de är gyllenbruna.

Tillsätt resten av ingredienserna med brödtärningarna och blanda väl.

Njut av!

Potatissallad med peppar

Ingredienser

2 pund tärnad gulfenad potatis

¼ tsk vitpeppar

2 teskedar salt

¼ kopp grädde

4 tsk citronsaft

2 kvistar dill

2 knippen gräslök

Metod

Koka potatiskuberna tills de är mjuka och låt rinna av. Blanda 3 tsk. av citronsaft till potatisen och låt vila i 30 minuter. Vispa grädden jämnt och blanda med alla övriga ingredienser. Täck potatisen med blandningen och blanda väl.

Njut av

Kycklingsallad med couscous

Ingredienser

1 kopp couscous

7 gram kycklingbröst, kokt

¼ kopp Kalamata oliver, hackade

1 finhackad vitlöksklyfta

2 tsk hackad persilja

¼ tesked svartpeppar

1 tsk hackad kapris

1 tsk limejuice

2 tsk olivolja

Salt att smaka

Metod

Koka couscousen utan salt eller fett enligt anvisningarna på förpackningen. Skölj den kokta couscousen under kallt vatten. Ta en skål för att blanda ingredienserna förutom kyckling och couscous. Tillsätt den kokta couscousen och blanda väl. Tillsätt kycklingen och servera genast.

Njut av!

Röd potatissallad med kärnmjölk

Ingredienser

3 pund röd potatis, i fjärdedelar

1 finhackad vitlöksklyfta

½ kopp gräddfil

½ tsk svartpeppar

1 tsk kosher salt

1/3 kopp kärnmjölk

1 tsk hackad dill

¼ kopp hackad persilja

2 tsk hackad gräslök

Metod

Koka potatiskvartarna tills de är mjuka i en holländsk ugn. Kyl den kokta potatisen i 30-40 minuter. Blanda gräddfil med resten av ingredienserna. Täck potatisen med dressingen och blanda ihop ingredienserna.

Njut av!

Kycklingsallad med honungsdagg

Ingredienser

¼ kopp risvinäger

2 tsk hackade och rostade valnötter

2 tsk sojasås

¼ kopp hackad koriander

2 tsk jordnötssmör

2 dl kycklingbröst, kokta och strimlade

1 tesked honung

3 tsk salladslök, skivad

1 dl hackad gurka

¾ tsk sesamolja

3 koppar cantaloupe, skuren i strimlor

3 koppar cantaloupe, skuren i strimlor

Metod

Blanda sojasås, jordnötssmör, vinäger, honung och sesamolja. Tillsätt cantaloupe, lök, cantaloupe och gurka och blanda väl. Toppa kycklingbröst med blandning och koriander vid servering.

Njut av!

Ägg- och potatissallad med dijonsenap

Ingredienser

4 pund potatis

¾ tesked peppar

½ kopp selleri, tärnad

½ dl hackad persilja

1 tsk dijonsenap

1/3 kopp hackad salladslök

2 hackade vitlöksklyftor

1 tsk dijonsenap

3 ägg kokta och smulade

½ dl grädde

1 kopp majonnäs

Metod

Koka potatisen tills den är mjuk. Skala och tärna potatisen. Blanda potatis, salladslök, selleri och persilja i en skål. Blanda majonnäsen och övriga ingredienser i en skål. Täck denna blandning över potatisen och blanda väl.

Njut av!

Honung valnöt kyckling sallad

Ingredienser

4 koppar kokt och hackad kyckling

¼ tesked peppar

3 revbensselleri, tärnade

¼ tesked salt

1 kopp söta tranbär, torkade

1/3 kopp honung

½ kopp valnötter, hackade och rostade

2 dl majonnäs

Metod

Blanda den hackade kycklingen med selleri, torkade tranbär och valnötter.

Vispa majonnäsen jämnt i en annan skål. Tillsätt honung, peppar och salt till majonnäsen och blanda väl. Toppa kycklingblandningen med majonnäsblandningen och blanda väl så att ingredienserna blandas väl.

Njut av!

Kycklingsallad med vindruvor och majonnäs

Ingredienser

6 dl hackad och kokt kyckling

½ kopp valnötter

2 tsk dijonsenap

2 koppar röda druvor, skivade

½ kopp gräddfil

2 tsk vallmofrön

½ kopp majonnäs

2 dl hackad selleri

1 tsk citronsaft

Metod

Ta en skål och blanda kycklingen med majonnäs, citronsaft, gräddfil, vindruvor, vallmofrön, dijonsenap och selleri. Justera salt och peppar. Täck skålen och ställ i kylen tills den är kall. Tillsätt nötterna och servera genast.

Njut av!

Potatis- och örtgräddsallad

Ingredienser

¾ kopp gräddfil

1 kopp gröna ärtor

¼ kopp yoghurt

6 dl röd potatis, i fjärdedelar

1 tsk hackad timjan

½ tsk salt

1 tsk hackad dill

Metod

Blanda grädde, yoghurt, dill, timjan och salt i en skål och förvara separat. Koka potatiskvartar och ärtor i tillräckligt med vatten tills de är mjuka. Häll av överflödigt vatten. Blanda potatisen och ärtorna i den förberedda blandningen. Blanda väl för att blanda ingredienserna väl.

Njut av!

Kryddad kycklingrussinsallad

Ingredienser

¼ kopp majonnäs

3 tsk russin

1 tsk currypulver

1/3 kopp selleri, tärnad

1 dl citronkyckling, grillad

1 hackat äpple

1/8 tsk salt

2 teskedar vatten

Metod

Blanda currypulver, majonnäs och vatten i en skål. Tillsätt citronkyckling, hackat äpple, russin, selleri och salt. Använd en spatel för att blanda ingredienserna väl. Täck salladen och ställ i kylen tills den är kall.

Njut av!

potatissallad med mynta

Ingredienser

7 röda potatisar

1 dl ärtor, frysta och tinade

2 tsk vitvinsvinäger

½ tsk svartpeppar

2 tsk olivolja

¾ tesked salt

2 tsk finhackad schalottenlök

¼ kopp hackade myntablad

Metod

Koka potatisen i vatten i en djup panna tills den är mjuk. Kyl potatisen och skär den i tärningar. Blanda vinäger, schalottenlök, mynta, olivolja, salt och svartpeppar. Tillsätt potatiskuber, ärtor och den beredda blandningen. Blanda väl och servera.

Njut av!

Curry kyckling sallad med blandade grönsaker

Ingredienser

Kycklingcurry, fryst och tinad

10 gram spenatblad

1 ½ dl hackad selleri

¾ kopp majonnäs

1 ½ dl gröna druvor, halverade

½ kopp hackad rödlök

Metod

Lägg den frysta kycklingcurryn i en skål. Tillsätt rödlök, gröna vindruvor, babyspenatblad och selleri till kycklingcurryn. Blanda väl. Tillsätt nu majonnäsen och blanda väl igen. Justera salt och peppar efter smak.

Njut av!

Kycklingsallad med valnötter

Ingredienser

1 dl bulgur

2 vårlökar, skivade

2 dl kycklingbuljong

3 koppar kokt och hackad kyckling

1 äpple skuret i tärningar

3 tsk hackade valnötter

¼ kopp olivolja

2 tsk cidervinäger

1 tsk dijonsenap

1 tsk farinsocker

Salt

Metod

Koka upp bulguren med buljongen och låt koka upp. Låt den svalna i 15 minuter. Rosta nötterna i en panna och lägg i en skål för att svalna. Blanda alla ingredienser väl i en skål. Justera saltet och servera.

Njut av!

Senapskycklingsallad

Ingredienser

1 kokt ägg

¼ tesked svartpeppar

¾ pund fingerling potatis

¼ tesked kosher salt

2 tsk majonnäs, låg fetthalt

3 tsk finhackad rödlök

1 tsk yoghurt

1/3 kopp hackad selleri

1 tsk senap

Metod

Skär potatisen i tärningar och koka tills den är mjuk. Hacka det kokta ägget.

Blanda alla ingredienser utom ägg och potatis. Lägg blandningen över de hackade äggen och tärnad potatis. Blanda väl så att ingredienserna blandas väl. Justera salt och peppar efter smak.

Njut av!

Kryddig ingefära potatissallad

Ingredienser

2 pund tärnad röd potatis

2 tsk hackad koriander

2 tsk risvinäger

1/3 kopp salladslök, skivad

1 tsk sesamolja

1 jalapenopeppar, finhackad

4 tsk citrongräs, hackat

¾ tesked salt

2 tsk riven ingefära

Metod

Koka potatisen tills den är mjuk. Häll av överflödigt vatten. Blanda ihop resten av ingredienserna väl. Täck den kokta potatisen med blandningen. Använd en spatel för att blanda ingredienserna.

Njut av!

Selleri och potatissallad

Ingredienser

2 pund tärnad röd potatis

2 gram paprika, tärnad

½ kopp rapsmajonnäs

1/8 tsk vitlökspulver

¼ kopp hackad salladslök

¼ tesked svartpeppar

¼ kopp yoghurt

½ tsk sellerifrö

¼ kopp gräddfil

½ tsk salt

1 tsk socker

1 tsk vitvinsvinäger

2 tsk beredd senap

Metod

Koka potatiskuberna tills de är mjuka och rinna av överflödigt vatten. Kyl den kokta potatisen i ca 30 minuter. Blanda resten av ingredienserna i en skål. Tillsätt potatiskuber och blanda väl.

Njut av!

Limekyckling med potatissallad

Ingredienser

1 pund potatis

1 finhackad vitlöksklyfta

2 dl ärtor

½ tsk svartpeppar

2 dl malet kycklingbröst

1 tesked salt

½ dl hackad röd paprika

1 tesked salt

½ kopp hackad lök

1 tsk dragon, hackad

1 tsk limejuice

2 tsk olivolja

1 tsk dijonsenap

Metod

Koka potatis, ärtor och kycklingbröst separat tills de är mjuka. Blanda resten av ingredienserna i en skål. Tillsätt nu potatiskuber, ärtor och kycklingbröst i mixerskålen. Använd en spatel och blanda ingredienserna väl. Servera omedelbart.

Njut av!

Potatissallad med getost

Ingredienser

2 ½ pund potatis

1 finhackad vitlöksklyfta

¼ kopp torrt vitt vin

1 tsk dijonsenap

½ tsk salt

2 tsk olivolja

½ tsk svartpeppar

2 tsk dragon, hackad

1/3 kopp hackad lök

¼ kopp rödvinsvinäger

½ dl hackad persilja

3 gram getost

¼ kopp gräddfil

Metod

Koka potatisen i vatten tills den är mjuk. Blanda potatis, vinäger, peppar och salt i en skål. Låt stå i 15 minuter. Tillsätt nu resten av ingredienserna till potatisblandningen och blanda väl. Servera omedelbart.

Njut av!

Pico de Gallo - Autentisk mexikansk sås

Ingredienser:

3 stora tärnade tomater, sauterade

1 medelstor lök, hackad

¼ knippe koriander, använd mer eller mindre efter din smak

valfria ingredienser

½ gurka skalad och tärnad

Citronsaft från ½ citron

½ tsk finhackad vitlök

Salt att smaka

2 jalapeños, eller mer om du föredrar det kryddigare

1 tärnad skalad avokado

Metod

Blanda alla ingredienser i en stor bunke och blanda väl. Servera omedelbart.

Njut av!

Olivolja och citronsalladsdressing

Ingredienser:

8 hackade vitlöksklyftor

½ tsk svartpeppar

1 dl färskpressad citronsaft

2 teskedar salt

½ kopp extra virgin olivolja

Metod

Lägg alla ingredienser i en mixer och kör tills alla ingredienser är blandade.

Denna dressing bör förvaras i en lufttät behållare och användas snart, annars blir dressingen sur på grund av citronsaften i den.

Njut av!

Bön-, majs- och avokadosallad

Ingredienser:

1 burk svarta bönor, avrunna

1 burk gul sockermajs, konserverad, avrunnen

2 matskedar. limejuice

1 tsk olivolja

4 matskedar koriander

5 dl hackad rå lök

1 avokado

1 mogen röd tomat

Metod

Lägg alla ingredienser i en stor mixerskål och blanda försiktigt. Servera omedelbart eller servera kall.

Njut av!

Sydväst pastasallad

Ingredienser:

1-8 gram liten fullkornspasta

15 gram majs

15 gram svarta bönor

1 kopp salsa, valfri sort

1 dl cheddarost, riven

1 kopp tärnad grön paprika, paprika

Metod

Förbered pastan enligt anvisningarna på förpackningen. Häll av, skölj och lägg i en stor skål. Vätskorna reserveras och dräneras från konserverad majs och svarta bönor. Blanda alla ingredienser med den kokta pastan i en stor skål. Tillsätt små mängder av de reserverade konserveringsvätskorna och fyll på vid behov. Servera omedelbart.

Njut av!

Stekt rödbetssallad

Ingredienser:

6 gulbetor, 1/2 pund

3 msk olivolja

nymalen svartpeppar

1 ½ msk. Dragon eller sherryvinäger

1 matsked. timjanblad

4 dl blandade salladsblad

½ kopp smulad fetaost

1 matsked. mynta

Metod

Värm först ugnen till 375 grader. Lägg rödbetan i en grund, täckt ugnssäker form. Tillsätt tillräckligt med vatten för att täcka 1/2 tum av plattan. Täck rödbetan och rosta i en timme eller tills rödbetan lätt kan stickas hål med en skalkniv. Ta ut rödbetan ur ugnen. I en medelstor skål, vispa ihop vinäger och hackade örter. Tärna kokta rödbetor i 1/2-tums kuber och blanda sedan med dressing. Strö över fetaost och servera genast.

Njut av!

Krispig Kål Ramen Nudelsallad

Ingredienser:

3 msk olivolja

3 matskedar vinäger

2 matskedar. Socker eller sockerersättning

½ paket ramen nudelkrydda

¼ tesked peppar

1 matsked. sojasås med låg natriumhalt

Salladsingredienser:

1 litet huvud röd eller grönkål

2 hackade salladslökar, hackade

1 skalad och riven morot

1 paket strimlade ramennudlar

Metod

Förbered dressingen genom att blanda ingredienserna i en stor salladsskål.

Rör om för att lösa upp sockret. Tillsätt de tre första salladsingredienserna i

en skål och blanda väl. Tillsätt krossad Ramen och blanda väl. Häll i

dressingen och servera genast.

Njut av!

Spenat och tomatpastasallad

Ingredienser:

8 oz. liten pasta eller orzo

8 oz. smulad fetaost

16 oz. druvtomater

4 dl babyspenat

2 matskedar. dränerad kapris

¼ tesked svartpeppar

2 matskedar. Riven parmesanost

Metod

Koka pastan enligt anvisningarna på förpackningen tills den är al dente, fast till bettet. När pastan är kokt; häll över tomater för en snabb blanchering.

Medan pastan kokar lägger du spenat, fetaost och kapris i en stor skål.

Blanda tomaterna och pastan med spenatblandningen. Innan du häller av pastan, tillsätt pastans kokvatten proportionellt för att kombinera. Smaksätt till sist med svartpeppar och garnera med riven ost. Servera omedelbart.

Njut av!

Waldorfsallad

Ingredienser:

4 medelstora äpplen, tärnade

1/3 kopp hackade valnötter

1/3 kopp russin

½ kopp vanlig, mager, grekisk eller vanlig yoghurt

3 stjälkar selleri, hackad

Metod

Lägg alla ingredienser i en stor skål och blanda väl tills alla ingredienser är kombinerade. Ställ i kyl över natten och servera kallt.

Njut av!

Istuaeli sallad

Ingredienser:

1 grön eller gul paprika, hackad

1 skalad gurka, hackad

2 matskedar. Citron juice

1 tesked salt

1 tsk nymalen peppar

3 hackade tomater

3 msk extra virgin olivolja

Metod

Lägg alla ingredienser i en stor skål och blanda väl tills alla ingredienser är kombinerade. Servera direkt, ju längre den här salladen sitter desto rinnigare blir den.

Njut av!

Kål nudelsallad

Ingredienser:

3 msk Olivolja 3 msk. Vinäger 2 msk. ½ paket socker ramennudlar

¼ tesked peppar

1 matsked. sojasås med låg natriumhalt

1 huvud rött eller grönkål

2 hackade salladslökar

1 skalad morot, riven

1 paket strimlade ramennudlar

Metod

Alla ingredienserna blandas i en stor skål. Fortsätt att röra ordentligt för att lösa upp sockret. Kombinera sedan de tre första ingredienserna i denna sallad och blanda sedan väl. Strimlade ramennudlar läggs till den. Resten av ingredienserna tillsätts sedan och blandas sedan upprepade gånger. Servera omedelbart eller täck över och kyl så att smakerna blandas.

Njut av!

Mexikansk svartbönsallad

Ingredienser

1 ½ burk kokta svarta bönor

2 mogna plommontomater, tärnade

3 gräslök, skivad

1 matsked. färsk citronsaft

2 matskedar. nyhackad koriander

Salta och nymalen svartpeppar efter smak.

1/3 kopp majs

2 matskedar. Olivolja

Metod

Blanda alla ingredienser i en medelstor skål och blanda försiktigt. Låt salladen vila i kylen fram till servering. Servera kall.

Njut av!

Svarta bönor och majs salsa

Ingredienser:

1 burk svarta bönor

3 msk nyhackad koriander

1 burk gul majs och vit majs

¼ kopp hackad lök

1 kan Root

Limejuice eller pressa en lime

Metod

Häll av vätskan från de svarta bönorna, rötterna och majsburkarna och blanda i en stor skål. Tillsätt koriander och lök och blanda väl. Strax innan servering, pressa ur lite citronsaft.

Njut av!

Turkiet taco sallad

Ingredienser:

2 oz. mald kalkon

2/4 kopp cheddarost

1 ½ dl hackad romansallat

1/8 kopp hackad lök

½ uns. tortillachips

2 matskedar. Dopp

¼ kopp röda kidneybönor

Metod

Tillsätt alla ingredienser utom tortillachipsen i en stor skål och blanda väl. Precis innan servering toppar du salladen med de krossade tortillorna och serverar genast.

Njut av!

regnbågsfruktsallad

Ingredienser

Fruktsallad:

1 stor mango, skalad, tärnad

2 dl blåbär

2 skivor bananer

2 dl jordgubbar

2 koppar kärnfria druvor

2 matskedar. Citron juice

1 ½ msk. Kära

2 koppar kärnfria druvor

2 oskalade nektariner, skivade

1 kiwi, skalad, skivad

Honungs- och apelsinsås:

1/3 kopp osötad apelsinjuice

¼ tesked mald ingefära

En nypa muskotnöt

Metod

Lägg alla ingredienser i en stor skål och blanda väl tills alla ingredienser är kombinerade. Ställ i kyl över natten och servera kallt.

Njut av!

Sunshine fruktsallad

Ingredienser:

3 kiwi, skurna i små bitar

320 gram ananasbitar i juice

215 gram mandarin apelsiner, avrunna, konserverade i lätt sirap

2 bananer

Metod

Blanda alla ingredienser i en stor mixerskål och ställ i kylen i minst 2 timmar. Servera denna sallad kall.

Njut av!

Citrus och svarta bönor sallad

Ingredienser:

1 grapefrukt, skalad, skivad

2 skalade apelsiner, skivade

1 16 oz. burk svarta bönor dränerad

½ kopp hackad rödlök

½ skivad avokado

2 matskedar. Citron juice

svartpeppar efter smak

Metod

Blanda alla ingredienser i en stor mixerskål och servera i rumstemperatur.

Njut av!

Kryddig gurk- och löksallad

Ingredienser

2 gurkor, tunt skivade

½ tsk salt

¼ tesked svartpeppar

2 matskedar. Strösocker

1/3 kopp cidervinäger

1 lök, tunt skivad

1/3 kopp vatten

Metod

Ordna gurka och lök växelvis på en tallrik. Mixa resten av ingredienserna i en mixer och mixa till en slät smet. Ställ dressingen i kylen några timmar. Precis innan servering häller du dressingen över gurkan och löken och serverar direkt.

Njut av!

Trädgårdssallad med blåbär och rödbetor

Ingredienser:

1 huvud romainesallat

1 näve blåbär

1 uns. smulad getost

2 rostade rödbetor

5-6 körsbärstomater

¼ kopp konserverad tonfisk

Salt att smaka

peppar efter smak

Metod

Lägg alla ingredienser i en smord ugnssäker form och täck med aluminiumfolie. Grädda i en förvärmd ugn vid 250 grader F i en timme eller så. Låt svalna något och krydda efter eget tycke. Servera varm.

Njut av!

Blomkålssallad eller skenpotatis

Ingredienser

1 blomkålshuvud, kokt och skuren i buketter

¼ kopp lättmjölk

6 tsk Splenda

¾ msk. cider vinäger

5 msk lätt majonnäs

2 tsk gul senap

Metod

Blanda alla ingredienser utom blomkålen och vispa till en slät smet. Precis innan servering toppar du den kokta blomkålen med den förberedda dressingen och serverar varm.

Njut av!

Gurka dill sallad

Ingredienser:

1 kopp fettfri eller vanlig fettfri grekisk yoghurt

salt och peppar efter smak

6 dl gurka, tunt skivad

½ kopp lök, tunt skivad

¼ kopp citronsaft

2 hackade vitlöksklyftor

1/8 kopp dill

Metod

Häll av överflödigt vatten från yoghurten och låt svalna i cirka 30 minuter. Blanda ihop yoghurten med resten av ingredienserna och blanda väl. Ställ i kylen någon timme och servera kallt.

Njut av!

falsk potatissallad

Ingredienser

16 matskedar fettfri majonnäs

5 dl kokt blomkål, skuren i buketter

¼ kopp gul senap

¼ kopp hackad selleri

½ kopp skivad gurka

1 matsked. gult senapsfrö

¼ kopp tärnad pickles

½ tsk vitlökspulver

Metod

Lägg alla ingredienser i en stor skål och blanda väl tills alla ingredienser är kombinerade. Ställ i kyl över natten och servera kallt. Du kan till och med byta ut blomkålen mot potatis, rätten smakar lika gott.

Njut av!

Bonnies gurkapotatissallad

Ingredienser

2-3 dl färskpotatis

1 matsked. dillkub

1 matsked. Dijon senap

¼ kopp linolja

4 hackad gräslök

2 tsk hackad dill

¼ tesked peppar

3-4 koppar gurka

¼ tesked salt

Metod

Blanda alla ingredienser i en stor skål och blanda väl tills alla ingredienser är kombinerade, precis innan servering. Servera omedelbart.

Njut av!

Spenatsallad med röda frukter

Ingredienser

½ kopp skivade jordgubbar

¼ kopp hallon

¼ kopp Newman's Own Light Raspberry Pecan Dressing

¼ kopp blåbär

¼ kopp hackad mandel

4 dl spenat

¼ kopp hackad rödlök

Metod

Lägg alla ingredienser i en stor skål och blanda väl tills alla ingredienser är kombinerade. Ställ i kyl över natten och servera kallt.

Njut av!

tubulussallad

Ingredienser

1 dl bulgurvete

1 hackad lök

4 gräslök, hackad

salt och peppar efter smak

2 dl hackad bladpersilja

¼ kopp citronsaft

2 dl kokande vatten

2 medelstora tomater, tärnade

¼ kopp olivolja

1 dl hackad mynta

Metod

Koka upp vattnet i en medelstor kastrull. Efter att du tagit av värmen, häll i kornetten och täck med ett tättslutande lock och ställ åt sidan i 30 minuter.

Häll av överflödigt vatten. Tillsätt resten av ingredienserna och blanda väl.

Servera omedelbart.

Njut av!

Sallad med basilika och majonnäsdressing

Ingredienser

1/2 pund bacon

½ kopp majonnäs

2 matskedar. rödvinsvinäger

¼ kopp finhackad basilika

1 tsk mald svartpeppar

1 matsked. Rapsolja

1 pund romansallad - sköljd, torkad och skuren i små bitar

¼ pint körsbärstomater

Metod

Lägg baconet i en stor, djup panna. Koka på medelhög värme tills de är jämnt gyllene. Tillsätt reserverat bacon, majonnäs, basilika och vinäger i en liten skål och blanda. Täck över och förvara i rumstemperatur. Blanda samman romansallad, bacon och krutonger, tomater i en stor skål. Häll dressingen över salladen. Delta.

Njut av!

Grillad Caesarsallad med kniv och gaffel

Ingredienser

1 lång tunn baguette

¼ kopp olivolja, delad

2 vitlöksklyftor, delade på mitten

1 liten tomat

1 romansallad, kassera de yttre bladen

Salta och grovmalen peppar efter smak

1 dl Caesarsalladsdressing, eller efter smak

½ kopp parmesanost att riva

Metod

Förvärm grillen till låg och lätt oljegrill. Skär baguetten för att göra 4 långa skivor ca 1/2-tums tjocka. Pensla varje skuren sida lätt med ungefär hälften av olivoljan. Grilla baguetteskivorna på den förvärmda grillen tills de är lätt knapriga, 2 till 3 minuter per sida. Gnid in varje sida av baguetteskivorna med den skurna sidan av vitlöken och den skurna sidan av tomaterna. Pensla de två skurna sidorna av romainesallatskvarteren med den återstående olivoljan. Ringla varje med Caesardressing.

Njut av!

Romersk jordgubbssallad I

Ingredienser:

1 huvud romainesallat, sköljt, torkat och hackat

2 knippen spenat tvättade, torkade och hackade

2 liter skivade jordgubbar

1 bermudalök

½ kopp majonnäs

2 matskedar. Vitvinsvinäger

1/3 kopp vitt socker

¼ kopp mjölk

2 matskedar. Vallmofrön

Metod

I en stor salladsskål, kombinera romansallad, spenat, jordgubbar och skivad lök. Blanda majonnäs, vinäger, socker, mjölk och vallmofrön i en burk med tättslutande lock. Skaka ordentligt och häll dressingen över salladen. Blanda tills det är jämnt belagt. Servera omedelbart.

Njut av!

grekisk sallad

Ingredienser:

1 torr romainesallat

6 gram urkärnade svarta oliver

1 hackad grön paprika

1 tunt skivad rödlök

6 msk olivolja

1 röd paprika, hackad

2 stora tomater, hackade

1 skivad gurka

1 dl smulad fetaost

1 tsk torkad oregano

1 citron

Metod

Blanda romansallad, lök, oliver, paprika, gurka, tomater och ost väl i en stor salladsskål. Vispa ihop olivolja, citronsaft, oregano och svartpeppar. Häll dressingen över salladen, blanda och servera.

Njut av!

Jordgubbs- och fetasallad

Ingredienser

1 kopp hackad mandel

2 hackade vitlöksklyftor

1 tsk honung 1 kopp vegetabilisk olja

1 huvud romainesallat,

1 tsk dijonsenap

¼ kopp hallonvinäger

2 matskedar. Balsamvinäger

2 matskedar. brunt socker

1 pint jordgubbar, skivade

1 dl smulad fetaost

Metod

Värm oljan på medelhög värme i en panna, koka mandlarna, rör om ofta, tills den är lätt rostad. Ta den från värmen. Gör dressingen i en skål genom att kombinera balsamvinäger, farinsocker och vegetabilisk olja. Blanda mandel, fetaost och romansallad i en stor skål. Precis innan servering, blanda salladen med dressingen.

Njut av!

köttsallad

Ingredienser

1 pund oxfilé

1/3 kopp olivolja

3 msk rödvinsvinäger

2 matskedar. Citron juice

1 finhackad vitlöksklyfta

½ tsk salt

1/8 tsk svartpeppar

1 tsk Worcestershiresås

1 skivad morot

½ kopp skivad rödlök

¼ kopp skivade fyllda oliver med grön paprika

Metod

Förvärm grillen till hög värme. Lägg steken på grillen och stek i 5 minuter på varje sida. Ta bort från värmen och låt svalna. I en liten skål, vispa ihop olivolja, vinäger, citronsaft, vitlök, salt, peppar och Worcestershiresås.

Tillsätt osten. Efter det täcker du över och ställer dressingen i kylen. Precis innan servering häller du dressingen över steken. Servera med krispigt grillat franskbröd.

Njut av!

Mandarin och mandelsallad

Ingredienser:

1 romansallat

11 gram mandarin apelsiner, avrunna

6 salladslökar, tunt skivade

½ kopp olivolja 1 msk. vitt socker

1 tsk krossade rödpepparflingor

2 matskedar. vitt socker

½ kopp skivad mandel

¼ kopp rödvinsvinäger

Mald svartpeppar efter smak

Metod

I en stor skål, kombinera romansallad, apelsiner och lök. Tillsätt sockret i en stekpanna och rör om medan sockret börjar smälta. Rör om kontinuerligt. Tillsätt mandel och rör tills den är täckt. Lägg mandlarna på en tallrik och låt svalna. Blanda olivolja, rödvinsvinäger, en msk. socker, rödpepparflingor och svartpeppar i en burk med tättslutande lock. Innan servering, släng sallad med salladsdressing tills den är täckt. Lägg över till en serveringsskål och servera beströdd med sockrad mandel. Servera omedelbart.

Njut av!

Tropisk sallad med ananasvinägrett

Ingredienser

6 skivor bacon

¼ kopp ananasjuice

3 msk rödvinsvinäger

¼ kopp olivolja

Nymalen svartpeppar efter smak

Salt att smaka

10-ounce paket hackad romainesallat

1 kopp tärnad ananas

½ kopp rostade, hackade macadamianötter

3 hackade salladslökar

¼ kopp rostad riven kokos

Metod

Lägg baconet i en stor, djup panna. Koka på medelhög värme tills de fått en jämn färg, cirka 10 minuter. Låt rinna av och smula baconet. Blanda ananasjuice, rödvinsvinäger, olja, peppar och salt i en burk med lock. Täck för att skaka ordentligt. Blanda resten av ingredienserna och tillsätt dressingen. Garnera med rostad kokos. Servera omedelbart.

Njut av!

kalifornisk salladsskål

Ingredienser:

1 avokado, skalad och urholkad

1 matsked. Citron juice

½ kopp majonnäs

¼ tesked varm sås

¼ kopp olivolja

1 finhackad vitlöksklyfta

½ tsk salt

1 huvud romainesallat

3 gram cheddarost, riven

2 tärnade tomater

2 hackade salladslökar

¼ pint gröna oliver

1 dl grovkrossade majschips

Metod

Blanda all citronsaft, avokadokomponenter, majonnäs, olivolja, pepparsås, vitlök och salt i en mixer. Fortsätt bearbetningen tills den är slät. Kombinera cheddarost, romansallad, tomater och avokado i en stor skål och toppa med dressing precis innan servering.

Njut av!

Klassisk rostad sallad

Ingredienser:

1 kopp blancherad skivad mandel

2 matskedar. sesamfrön

1 romansallad, skuren i små bitar

1 röd sallad, skuren i små bitar

8-ounce paket smulad fetaost

4 uns skivade svarta oliver

1 dl körsbärstomater, halverade

1 rödlök, halverad och tunt skivad

6 champinjoner, skivade

¼ kopp riven romanost

8-ounce flaska italiensk salladsdressing

Metod

Hetta upp en stor stekpanna på medelhög värme. Lägg mandeln i pannan och låt koka upp. När mandlarna börjar avge en arom, tillsätt sesamfröna, rör om ofta. Koka i 1 minut till eller tills fröna är rostade. I en stor salladsskål, släng salladen med väl sammansatta oliver, fetaost, svamp, mandel, tomater, sesamfrön, lök och romanost. När du är redo att servera, häll i den italienska dressingen och blanda.

Njut av!

Kryddig päron- och ädelostsallad

Ingredienser

1/3 kopp tomatsås

½ kopp destillerad vit vinäger

¾ kopp vitt socker

2 teskedar salt

1 dl rapsolja

2 huvuden romansallad, hackad

4 gram smulad ädelost

2 päron, skalade, urkärnade och hackade

½ kopp rostade och hackade valnötter

½ rödlök, hackad

Metod

I en liten skål, kombinera tomatsås, socker, vinäger och salt väl. Häll gradvis i oljan under konstant omrörning tills den är väl blandad. I en stor serveringsskål, kombinera salladen, ädelost, päron, valnötter och rödlök.

Häll dressingen över salladen och vänd om.

Njut av!

Kryddig italiensk sallad

Ingredienser:

½ kopp rapsolja

1/3 kopp dragonvinäger

1 matsked. vitt socker

1 röd paprika skuren i strimlor

1 riven morot

1 tunt skivad rödlök

¼ kopp svarta oliver

¼ kopp urkärnade gröna oliver

½ kopp skivad gurka

2 matskedar. riven romano ost

Mald svartpeppar efter smak

Metod

I en medelstor skål, kombinera rapsolja, socker, torr senap, timjan och vitlök i en skål. Blanda i en stor skål sallad, röd paprika, morot, rödlök, kronärtskockshjärtan, svarta oliver, gröna oliver, gurka och Romano-ost.

Ställ i kylen i 4 timmar eller över natten. Smaka av med peppar och salt.

Servera kall.

Njut av!

caesarsallad

Ingredienser:

1 huvud romainesallat

2 koppar krutonger

1 citron i juice

1 nypa Worcestershiresås

6 vitlöksklyftor, fint hackade

1 matsked. Dijon senap

½ kopp olivolja

¼ kopp riven parmesanost

Metod

Smula krutongerna i en djup skål och ställ åt sidan. Blanda senap, citronsaft och worcestershiresås i en skål. Blanda väl i en mixer och tillsätt långsamt olivolja tills det blir krämigt. Häll dressingen över salladen. Tillsätt krutonger och ost och blanda väl. Servera omedelbart.

Njut av!

Prosciutto och karamelliserade päron och valnötter sallad

Ingredienser:

2 dl apelsinjuice

2 matskedar. rödvinsvinäger

2 matskedar. finhackad rödlök

1 matsked. vitt socker

1 matsked. vitt vin

1 dl halverade valnötter

½ kopp vitt socker

¼ kopp vatten

¾ kopp extra virgin olivolja

1 matsked. Smör

2 päron, skalade, urkärnade och tärnade

Prosciutto, skuren i tunna strimlor, 1/4 pund

2 hjärtan av romansallad, sköljda och strimlade

Metod

I en medelstor kastrull, värm först apelsinjuice på medelhög värme, vispa ofta, tills den reduceras med 1/4. Tillsätt i en mixer tillsammans med vinäger, lök, socker, vin, salt och peppar. Smält smöret i en nonstick-kastrull på medelvärme under omrörning på låg hastighet, ta av locket och ringla långsamt i olivoljan för att emulgera dressingen. Tillsätt socker och vatten och låt koka upp under konstant omrörning. Fräs päronen och valnötterna i smör i 3 minuter. Ta bort från värmen och låt svalna. Tillsätt vinägretten.

Servera dem nu på ett stort italienskt fat.

Njut av!

Mandarin romansk salladssallad med vallmofröndressing

Ingredienser:

6 skivor bacon

1/3 kopp äppelcidervinäger

¾ kopp vitt socker

½ dl grovhackad rödlök

½ tsk torrt senapspulver

¼ tesked salt

½ kopp vegetabilisk olja 1 tsk. Vallmofrön

10 koppar trasiga romansallatsblad

10 gram mandarin apelsin segment, avrunna

¼ kopp rostade skivad mandel

Metod

Bryn baconet i en panna. Låt rinna av, smula sönder och ställ åt sidan. Lägg vinäger, socker, rödlök, torr senap och salt i en mixerskål. Minska slutartiden till medellåg. Tillsätt vallmofrön, blanda tills det är blandat och dressingen är krämig. Kasta romainesallaten med smulad bacon och mandarin i en stor skål. Toppa med dressingen och servera genast.

Njut av!

Hussallad i restaurangstil

Ingredienser:

byta portioner

1 stor romansallad, sköljd, torkad och skuren i bitar

4 uns tärnad het paprika, avrunnen

2/3 kopp extra virgin olivolja

1/3 kopp rödvinsvinäger

1 tesked salt

1 stort isberg: sköljt, torkat och brutet i bitar

14 gram kronärtskockshjärtan, avrunna och i fjärdedelar

1 kopp skivad rödlök

¼ tesked svartpeppar

2/3 dl ost - riven parmesan

Metod

Blanda alla ingredienser i en skål och blanda väl. Servera omedelbart.

Njut av!

Spenatsallad

Ingredienser:

byta portioner

½ kopp vitt socker

1 kopp vegetabilisk olja

2 matskedar. Engelsk sås

1/3 kopp tomatsås

½ kopp vit vinäger

1 liten lök, hackad

1 pund spenat - sköljd, torkad och skuren i små bitar

4 uns skivade kastanjer dränerade med vatten

5 skivor bacon

Metod

Blanda alla ingredienser i en skål och blanda väl. Servera omedelbart.

Njut av!

Super Seven Spenatsallad

Ingredienser:

6-ounce paket av babyspenatblad

1/3 kopp tärnad cheddarost

1 Fuji-äpple, skalat, urkärnat och tärnat

1/3 kopp finhackad rödlök

¼ kopp söta tranbär

1/3 kopp blancherad mandel i skivor

3 msk vallmofrön salladsdressing

Metod

Blanda alla ingredienser i en skål och blanda väl. Servera omedelbart.

Njut av!

vacker sallad

Ingredienser:

8 dl babyspenatblad

11 grams burk mandariner, avrunna

½ medelstor rödlök, skär separat i ringar

1 dl smulad fetaost

1 kopp balsamicosalladsdressing vinägrett

1 ½ koppar kanderade torkade tranbär

1 kopp honungsrostad mandel

Metod

Blanda alla ingredienser i en skål och blanda väl. Servera omedelbart.

Njut av!

Spenat och Orzo sallad

Ingredienser:

16-ounce paket rå orzo pasta

10-ounce paket finhackade babyspenatblad

½ pund smulad fetaost

½ finhackad rödlök

¾ kopp pinjenötter

½ tsk torkad basilika

¼ tesked mald vitpeppar

½ kopp olivolja

½ kopp balsamvinäger

Metod

Koka upp en stor kastrull med lättsaltat vatten. Lägg över i en stor skål och tillsätt spenat, fetaost, lök, pinjenötter, basilika och vitpeppar. Tillsätt orzo och koka i 8 till 10 minuter, låt rinna av och skölj med kallt vatten. Blanda med olivolja och balsamvinäger. Kyl och servera kall.

Njut av!

Jordgubbs-, kiwi- och spenatsallad

Ingredienser:

2 matskedar. hallonvinäger

2 ½ msk. Hallonsylt

1/3 kopp vegetabilisk olja

8 dl spenat, sköljd och skuren i små bitar

½ kopp hackade valnötter

8 tärnade jordgubbar

2 kiwi, skalade och skivade

Metod

Blanda alla ingredienser i en skål och blanda väl. Servera omedelbart.

Njut av!

Spenat och granatäpple sallad

Ingredienser:

1 10-ounce påse babyspenatblad, sköljda och avrunna

1/4 rödlök, skivad mycket tunt

1/2 dl valnötsbitar

1/2 dl smulad fetaost

1/4 kopp alfalfa groddar, valfritt

1 granatäpple, skalat och fransat

4 matskedar balsamvinäger

Metod

Lägg spenaten i en salladsskål. Toppa med rödlök, valnötter, fetaost och groddar. Strö över granatäpplekärnor och ringla över vinägrett.

Njut av!

Spenatsallad med peppargelédressing

Ingredienser:

3 msk mild peppargelé

2 matskedar. Olivolja

1/8 tsk salt

2 dl babyspenatblad

2 uns skivad getost

1/8 tsk dijonsenap

Metod

Blanda alla ingredienser i en skål och blanda väl. Servera omedelbart.

Njut av!

Superenkel sallad med spenat och röd paprika

Ingredienser:

¼ kopp olivolja

6-ounce paket babyspenat

½ kopp riven parmesanost

¼ kopp risvinäger

1 röd paprika, hackad

Metod

Blanda alla ingredienser i en skål och blanda väl. Servera omedelbart.

Njut av!

Spenat, vattenmelon och mynta sallad

Ingredienser:

1 matsked. Vallmofrön

¼ kopp vitt socker 10 grams påse babyspenatblad

1 kopp äppelcidervinäger

¼ kopp Worcestershiresås

½ kopp vegetabilisk olja

1 matsked. sesamfrön

2 dl tärnad vattenmelon utan kärnor

1 dl finhackade myntablad

1 liten rödlök, tunt skivad

1 kopp hackade rostade valnötter

Metod

Blanda alla ingredienser i en skål och blanda väl. Servera omedelbart.

Njut av!

Fin granatäppelsallad

Ingredienser:

10-ounce burk mandarin apelsiner, avrunna

10 gram babyspenatblad

10 gram ruccolablad

1 granatäpple, skalat och fröna separerade

½ finhackad rödlök

Metod

Blanda alla ingredienser i en skål och blanda väl. Servera omedelbart.

Njut av!

Knäckig äppel- och mandelsallad

Ingredienser:

10-ounce paket med blandade salladsgrönsaker

½ kopp hackad mandel

½ kopp smulad fetaost

1 dl äppelpaj, hackad och urkärnad

¼ kopp skivad rödlök

¼ kopp gyllene russin

1 kopp hallonvinägrett salladsdressing

Metod

Blanda alla ingredienser i en skål och blanda väl. Servera omedelbart.

Njut av!

Mandarin, gorgonzola och mandelglädje

Ingredienser:

½ kopp blancherad mandel, torrrostad

1 kopp gorgonzolaost

2 matskedar. rödvinsvinäger

11 gram mandarin apelsiner, juice reserverad

2 matskedar. Vegetabilisk olja

12 gram blandad salladsgrönt

Metod

Blanda alla ingredienser i en skål och blanda väl. Servera omedelbart.

Njut av!

Rostad romaine och apelsinsallad

Ingredienser:

½ kopp apelsinjuice

1 stort huvud romainesallat, strimlad, tvättad och torkad

3 burkar mandariner

½ kopp hackad mandel

3 msk olivolja

2 matskedar. rödvinsvinäger

½ tsk svartpeppar

¼ tesked salt

Metod

Blanda alla ingredienser i en skål och blanda väl. Servera omedelbart.

Njut av!

beroendeframkallande sallad

Ingredienser:

1 kopp majonnäs

½ kopp nyriven ost

½ kopp riven morot

¼ kopp färskost - riven parmesan

2 matskedar. vitt socker

10-ounce paket vårsalladsblandning

½ kopp små blomkålsbuketter

½ kopp bacon

Metod

I en liten skål, kombinera 1/4 kopp parmesanost och socker, majonnäs tills det är väl blandat. Täck över och kyl över natten. Kombinera sallad, baconbitar, 1/2 kopp morot, parmesanost och blomkål i en stor serveringsskål. Blanda med kyld dressing precis innan servering.

Njut av!

Grönkålssallad med granatäpple, solrosfrön och skivad mandel

Ingredienser:

½ pund grönkål

1 ½ dl granatäppelkärnor

5 matskedar balsamvinäger

3 msk extra virgin olivolja

2 matskedar. solrosfrön

1/3 kopp skivad mandel

5 matskedar risvinäger kryddad med röd paprika

Salt att smaka

Metod

Tvätta och skaka av överflödigt vatten från grönkålen. Hacka bladen tills de är fina men fortfarande lite bladiga. Skivad mandel, hackad grönkål, granatäpplekärnor och solrosfrön kombineras i en stor skål; rör om för att kombinera. Ta bort mittrevbenen och stjälkarna. Ringla blandningen av olivolja, risvinäger och balsamvinäger över grönkålsblandningen och blanda. Smaka av med salt innan servering.

Njut av!

Granatäpple och feta sallad med citron Dijon vinägrett

Ingredienser:

10-ounce paket med blandade babygrönt

8-ounce paket smulad fetaost

1 citron, riven och pressad

1 tsk dijonsenap

1 granatäpple, skalat och fröna separerade

3 msk rödvinsvinäger

3 msk extra virgin olivolja

salt och peppar efter smak

Metod

Sallat, fetaost och granatäpplekärnor läggs i en stor mixerskål. Därefter blandas citronsaft och skal, vinäger, senap, salt, olivolja och peppar ihop i en separat stor skål. Häll blandningen över salladen och rör om. Nu genast tjäna till att gräva.

Njut av!

Ruccola, fänkål och apelsinsallad

Ingredienser:

½ tsk svartpeppar

¼ kopp olivolja

1 knippe ruccola

1 matsked. Kära

1 matsked. Citron juice

½ tsk salt

2 apelsiner skalade och segmenterade

1 tunt skivad fänkålslök

2 matskedar. Skivade svarta oliver

Metod

Blanda alla ingredienser i en stor skål och blanda väl. Servera omedelbart.

Njut av!

Avokado, vattenmelon och spenatsallad

Ingredienser:

2 stora avokado, skalade, urkärnade och tärnade

4 koppar tärnad vattenmelon

4 dl bladspenat

1 kopp balsamicosalladsdressing vinägrett

Metod

Blanda alla ingredienser i en stor skål och blanda väl. Servera kall.

Njut av!

Avokado, grönkål och quinoasallad

Ingredienser

2/3 kopp quinoa

1 knippe grönkål skuren i små bitar

½ avokado, skalad och tärnad

1/3 kopp hackad röd paprika

½ dl gurka, skuren i små tärningar

2 matskedar. Finhackad rödlök

1 1/3 dl vatten

1 matsked. smulad fetaost

Till dressingen

¼ kopp olivolja 2 msk. Citron juice

1 ½ msk. Dijon senap

¾ tesked havssalt

¼ tsk nymalen svartpeppar

Metod

Tillsätt quinoan och vattnet i en kastrull. Låt det koka upp. Minska lågan och koka i 15 till 20 minuter. Ställ den åt sidan. Ånga grönkålen med en ångkokare i 45 sekunder. Blanda alla kryddningsingredienser i en skål.

Blanda ihop grönkål, quinoa, avokado och resten och toppa med salladsdressingen.

Njut av!

Zucchinisallad med specialdressing

Ingredienser

6 små zucchini, tunt skivade

½ kopp hackad grön paprika

½ kopp lök, hackad

½ kopp selleri, tärnad

1 burk paprika, rengjord och tärnad

2/3 kopp vinäger

3 msk vitvinsvinäger

1/3 kopp vegetabilisk olja

½ kopp socker

½ tsk peppar

½ tsk salt

Metod

Blanda alla grönsaker i en medelstor skål och ställ åt sidan. Blanda alla övriga ingredienser i en burk med tättslutande lock. Skaka blandningen kraftigt och häll den över grönsakerna. Blanda grönsakerna försiktigt. Täck över och förvara i kylen över natten eller i minst 8 timmar. Den serveras kall.

Njut av!

Grönsaks- och baconsallad

Ingredienser

3 dl hackad broccoli

3 dl hackad blomkål

3 dl hackad selleri

6 skivor bacon

1½ dl majonnäs

¼ kopp parmesanost

1 paket frysta ärtor, tinade

1 kopp sötade torkade tranbär

1 kopp spanska jordnötter

2 matskedar. skivad lök

1 matsked. Vitvinsvinäger

1 tesked salt

¼ kopp vitt socker

Metod

Stek bacon i en stor, djup panna tills det får färg. Lägg den på tallriken och smula sönder. I en stor skål, blanda ihop broccoli, blomkål, snapsärtor, tranbär och selleri. I en annan skål, blanda ost, majonnäs, lök, socker, vinäger och salt. Häll blandningen över grönsakerna. Tillsätt nötter, bacon och blanda väl. Servera omedelbart eller kall.

Njut av!

Krisig gurksallad

Ingredienser

2 fjärdedelar av små gurkor, skivade med skalet på

2 lökar, tunt skivade

1 kopp vinäger

1 ¼ koppar socker

1 matsked. Salt

Metod

Blanda lök, gurka och salt i en skål och låt dra i 3 timmar. Ta en kastrull och tillsätt vinäger och värm upp den. Tillsätt socker och rör hela tiden tills sockret löst sig. Ta bort gurkan från den blötlagda blandningen och rinna av eventuell extra vätska. Tillsätt gurkan i vinägerblandningen och blanda. Lägg blandningen i plastpåsar eller en behållare. Frys ner den. Tina och servera kallt.

Njut av!

Färgglad grönsaks- och ostsallad

Ingredienser

1/3 kopp röd eller grön paprika, tärnad

1 dl selleri, tärnad

1 paket frysta ärtor

3 söta gurkor, finhackade

6 sallader

2/3 kopp majonnäs kopp cheddarost, tärnad

nymalen peppar

Salt att smaka

Metod

Ta en stor skål. Blanda majonnäs, peppar och salt. Tillsätt röd eller grön paprika, cornichons, selleri och snapsärtor till blandningen. Blanda alla ingredienser väl. Tillsätt ost i blandningen. Låt svalna i 1 timme. Ordna salladsbladen på salladstallriken och lägg blandningen ovanpå bladen.

Njut av!

krämig gurksallad

Ingredienser

9 dl gurka, skalad och tunt skivad,

8 salladslökar, fint hackade

¼ tsk löksalt

¼ tsk vitlökssalt

½ kopp yoghurt

½ kopp majonnäs med låg fetthalt

¼ tesked peppar

2 droppar het pepparsås

¼ kopp indunstad mjölk

¼ kopp cidervinäger

¼ kopp) socker

Metod

Ta en stor skål. Lägg gurka, vårlök, löksalt, vitlökssalt och yoghurt i en skål och blanda väl. Blanda majonnäs, peppar, pepparsås, mjölk, vinäger, socker och forma en slät blandning. Fördela dressingen över gurkblandningen. Rör om väl så att alla grönsaker täcks av dressingen. Kyl salladen i 4 timmar. Servera den kall.

Njut av!

Bacon och broccolisallad

Ingredienser

1 huvud broccoli, skuren i små bitar

10 skivor bacon

¼ kopp finhackad rödlök

½ kopp russin

3 msk vitvinsvinäger

1 kopp majonnäs

1 kopp solrosfrön

2 matskedar. vitt socker

Metod

Ta en stor stekpanna. Stek bacon tills det får en jämn färg. Smula sönder och ställ åt sidan. Lägg broccolin, russinen och löken i en skål och blanda blandningen. Ta en liten skål och blanda ihop majonnäs, vinäger och socker. Överför till broccoliblandningen och rör om. Kyl i två timmar. Före servering, tillsätt bacon och solrosfrön.

Njut av!

Majsbröd och grönsakssallad

Ingredienser

1 dl majsbröd, smulat

1 burk hel majskärna, avrunnen

½ kopp hackad lök

½ kopp hackad gurka

½ dl hackad broccoli

½ kopp varje grön paprika och söt röd paprika, finhackad

½ dl fröad tomat, hackad

½ kopp pepparkorn

Ranch salladsdressing

Salta och peppra efter smak

Salladsblad

Metod

Ta en stor skål. Tillsätt majsbröd och grönsaker. Rör om blandningen. Ringla salladsdressingen över blandningen. Salta och peppra efter eget tycke. Kasta tillbaka den. Täck över blandningen och ställ i kylen i minst 4 timmar. Lägg salladen på salladsbladen och servera.

Njut av!

Bön- och grönsakssallad

Ingredienser

2 burkar hel majskärna, avrunnen

1 burk svarta bönor, sköljda och avrunna

8 salladslökar, fint hackade

2 jalapenopeppar, kärnade och finhackade

1 grön paprika, tunt skivad

1 avokado, skalad och tärnad

1 burk paprika

3 tomater, skivade

1/2 kopp italiensk salladsdressing

1/2 tsk vitlökssalt

1 kopp hackad koriander

saft av 1 lime

Metod

Kombinera de svarta bönorna och majsen i en stor skål. Tillsätt salladslök, paprika, jalapenopeppar, paprika, avokado och tomater och blanda ihop.

Tillsätt koriander, citronsaft och italiensk dressing över blandningen. Tillsätt vitlökssalt för smaksättning. släng den väl Servera den kall.

Njut av!

Majs och olivsallad

Ingredienser

1 paket fryst majs

3 hårdkokta ägg

½ kopp majonnäs

1/3 kopp pimiento-fyllda oliver

2 matskedar. gräslök, hackad

½ tsk chilipulver

¼ tsk mald spiskummin

1/8 tsk salt

Metod

Blanda majs, skivade ägg och oliver i en stor skål. Kombinera majonnäs och andra kryddningsingredienser i en medelstor skål. Tillsätt majonnäsen i majsblandningen. Rör om ordentligt så att alla grönsaker och majs täcks av majonnäsen. Täck skålen. Kyl den i 2 timmar. Servera kall.

Njut av!

majssallad

Ingredienser

6 inälvor, skalade, tvättade och tömda

3 stora tomater

1 lök, tunt skivad

¼ kopp hackad basilika

2 matskedar. vit vinäger

¼ kopp olivolja

Salta och peppra efter smak

Metod

Koka slaktbiprodukterna i en kastrull med kokande vatten, låt rinna av och svalna. Skär kärnorna från kolven. Ta en stor salladsskål. Blanda majs, basilika, lök, tomater, vinäger, salt och peppar och olja. släng den väl Den serveras kall.

Njut av!

Färsk ungersk sallad

Ingredienser

1 paket frysta blandade grönsaker, tinade

1 dl blomkål

1/2 kopp skivad grön lök

1/2 kopp skivade pimiento-fyllda oliver

1/4 kopp rapsolja

3 matskedar vit vinäger

1/4 tsk peppar

1 tsk vitlökssalt

Metod

Blanda frysta grönsaker, blomkål, lök och oliver i en stor skål. Blanda olja, vitlökssalt, vinäger och peppar. Häll salladsdressingen över grönsaksblandningen. släng väl Kyl i 2 timmar innan servering. Servera den i en fin skål.

Njut av!

En perfekt blandning av tomat, gurka och lök.

Ingredienser

2 stora gurkor, halverade och kärnade

1/3 kopp rödvinsvinäger

1 matsked. vitt socker

1 tesked salt

3 stora hackade tomater

2/3 dl grovhackad rödlök

Metod

Blanda alla ingredienser och ställ i kylen över natten. Servera kall.

Njut av!

Klassisk gurksallad

Ingredienser

2 stora gurkor, skalade och skivade

1 stor söt lök, skivad

2 teskedar salt

¼ kopp hackad morot

1/3 kopp vinäger

1 tsk mald ingefära

5 teskedar vitt socker

¼ tesked grov svartpeppar

Metod

Blanda alla ingredienser och marinera gurkan i kylen över natten. Servera kall.

Njut av!

Tomatsallad med körsbärsströssel

Ingredienser

4 dl halverade körsbärstomater

¼ kopp vegetabilisk olja

3 matskedar cidervinäger

1 tsk torr

1 tsk torkad basilika

1 tsk torkad oregano

½ tsk salt

1 tsk vitt socker

Metod

Blanda alla ingredienser i en skål och ställ åt sidan så att tomaterna mjuknar lite. Blanda väl och servera genast.

Njut av!

sparrissallad

Ingredienser

1 ½ pund sparris, putsad och skuren i 2-tums bitar

1 matsked. Risvinäger

1 tsk rödvinsvinäger

1 tsk sojasås

1 tsk vitt socker

1 tsk dijonsenap

2 matskedar. Jordnötsolja

1 matsked. sesamolja

1 matsked. sesamfrön

Metod

Lägg risvinäger, sojasås, rödvinsvinäger, socker och senap i en täckt burk och blanda väl. Tillsätt jordnötsolja och sesamolja långsamt, vispa kontinuerligt tills det är slätt. Ställ den åt sidan. Koka sparrisen i kokande vatten och låt rinna av. Lägg sparrisen i en stor skål. Ringla salladsdressingen över dem. Strö över sesamfrön och blanda. Servera omedelbart.

Njut av!

Pastasallad och Black-eyed Peas

Ingredienser

6 uns små skal pasta kokt och avrunnen

1 burk svarta ärtor, sköljda och avrunna

1 kopp skivad grön lök

¾ kopp skalad och hackad gurka

¾ kopp tärnad tomat

¾ kopp tärnad grön paprika

1 liten jalapenopeppar, finhackad

Till dressingen:

3 msk rapsolja

¼ kopp rödvinsvinäger

1 tsk torkad basilika

1 tsk varm sås

1 tsk chilipulver

1 tsk socker

½ tsk kryddat salt

Metod

Blanda pasta, snapsärtor, salladslök, gurka, tomat, grön paprika och jalapenopeppar i skålen. Blanda dressingen och smaka av med salt. Ringla dressingen över grönsaksblandningen. släng den väl Den serveras kall.

Njut av!

Spenat och rödbetssallad

Ingredienser

½ pund babyspenat, tvättad och torkad

1 dl valnötter, grovt hackade

2 ½ msk. vitt socker

1/3 burk inlagda rödbetor

¼ kopp cidervinäger

½ tsk vitlökspulver

1 tsk kycklingfond granulat

4 gram getost, krossad

½ tsk svartpeppar

½ tsk salt

¼ kopp vegetabilisk olja

Metod

Karamellisera valnötterna i en kastrull, värm dem tillsammans med lite socker på hög värme. Bearbeta rödbetan med cidervinäger, vitlökspulver, fondgranulat, salt, resterande socker och peppar i en matberedare. Häll i oljan och blanda igen tills det är slätt. Kombinera de sockerdragerade valnötterna och spenaten och strö på dressingen. Strö över ost och servera genast.

Njut av!

Potatissallad med balsamvinäger

Ingredienser

10 röda potatisar, kokta och tärnade

1 lök, tunt skivad

1 burk delade kronärtskockshjärtan

½ kopp rostad och sedan hackad röd paprika

1 burk svarta oliver

½ kopp balsamvinäger

1 tsk torkad oregano

1 tsk torkad basilika

½ tsk senapspulver

3 tsk olivolja

2 matskedar. Färsk persilja

Metod

Blanda alla ingredienser i en skål och blanda väl så att alla ingredienser täcks med vinäger. Kyl i 2-4 timmar. Servera kall.

Njut av!

Marinerad tomatsallad

Ingredienser

3 tomater

2 matskedar. Hackad lök

1 matsked. färsk basilika

1 matsked. Färsk persilja

½ vitlöksklyfta

1/3 kopp olivolja

1/4 kopp rödvinsvinäger

1/4 tsk peppar

Salt att smaka

Metod

Ta en fin stor tallrik och lägg tomaterna ovanpå. Ta en täckt burk och tillsätt vinäger, olivolja, basilika, persilja, hackad vitlök och peppar och skaka kraftigt så att alla ingredienser blandas väl. Krydda blandningen med en nypa salt eller efter smak. Häll blandningen över tomaterna. Täck ordentligt och ställ i kylen över natten eller i minst 4 timmar. Den serveras kall.

Njut av!

Smakrik broccolisallad

Ingredienser

1 ½ pund färsk broccoli, skuren i buketter

3 vitlöksklyftor

2 matskedar. Citron juice

2 matskedar. Risvinäger

½ tsk dijonsenap

Rödpepparflingor efter smak

1/3 kopp olivolja

Salta och nymalen svartpeppar efter smak

Metod

Tillsätt lite vatten i en kastrull och tillsätt lite salt. Koka upp och tillsätt buketter. Koka i ca 5 minuter och låt rinna av. Tillsätt vitlök, vinäger, citronsaft, senap, olja och rödpepparflingor i en liten skål och blanda kraftigt. Krydda med salt och peppar. Häll den över broccolin och blanda väl.

Förvara i rumstemperatur i 10 minuter och kyl sedan i 1 timme. Servera den kall.

Njut av!

Majssallad med italiensk dressing

Ingredienser

1 burk fullkorns majs

1 dl färsk tomat, finhackad

1 dl gurka, skalad och hackad

½ dl hackad selleri

½ kopp söt grön eller röd paprika

2 salladslökar

½ kopp italiensk salladsdressing

Metod

Lägg majsen i en skål och lägg i grönsakerna en efter en. blanda väl. Häll i den italienska salladsdressingen på flaska och blanda igen. Täck över och ställ i kylen i flera timmar. Servera kall.

Njut av!

Sallad med sparris och paprika

Ingredienser

1 ½ färsk sparris, skär av ändarna och skär i små bitar

2 gula paprikor, kärnade och skivade

¼ kopp skivad rostad mandel

1 rödlök

3 msk dijonsenap ¼ dl olivolja ½ dl parmesanost 3 vitlöksklyftor, hackad

2 tsk limejuice 2 tsk. Socker 1 tsk. varm sås sallad kryddblandning efter smak

Metod

Ta en bakplåt och lägg sparrisen och paprikan i ett enda lager. Ringla olivolja över grönsakerna. Ställ in 400 grader F eller 200 grader C och förvärm ugnen. Lägg på plåten och grädda i 8-10 minuter. Vänd på grönsakerna då och då. Kyl och överför grönsakerna till en stor skål. Tillsätt ost, lök, rostad mandel. Vispa ihop resten av olivoljan, torr senap, socker, varm sås, citronsaft och salladsdressing. Strö över grönsakerna och rör om. Servera omedelbart.

Njut av!

Tomat och basilika sallad

Ingredienser

3 koppar kokt ris

1 gurka, kärnad och tärnad

1 rödlök

2 tomater

2 matskedar. Olivolja

2 matskedar. cider vinäger

1 tsk färsk basilika

¼ tesked peppar

½ tsk salt

Metod

Ta en stor skål och lägg ris, gurka, lök, tomater och blanda. Blanda olivolja, cidervinäger, basilika i en täckt burk och blanda kraftigt. Tillsätt salt och peppar efter smak. Strö över risblandningen och blanda väl. Ställ i kylen i flera timmar innan servering.

Njut av!

färgglad trädgårdssallad

Ingredienser

5 matskedar rödvinsvinäger

3 matskedar druvkärneolja

1/3 kopp hackad färsk koriander

2 citroner

1 tsk vitt socker 2 hackade vitlöksklyftor

1 paket frysta gröna sojabönor i skal

1 burk svarta bönor

3 koppar frysta majskärnor

1 pint kvarterade körsbärstomater

4 tunt skivade salladslökar

¾ tesked salt

Metod

Vispa vinäger, olja, citronsaft, koriander, vitlök, socker och salt i en täckt burk eller stor skål för att bilda en slät blandning. Ställ den åt sidan. Koka sojabönor tills de är väldigt mjuka. Koka majsen i 1 minut. Häll av sojabönorna och majsen från vattnet och överför till en stor skål. Tillsätt dressingen. Rör om försiktigt. Tillsätt tomater, lök i blandningen och rör om. Täck blandningen. Kyl 2 till 4 timmar. Servera kall.

Njut av!

Svampsallad

Ingredienser

1 pund färska svampar

1 lök, tunt skivad och delad i ringar

finhackad söt röd paprika, näve

2/3 kopp dragonvinäger

½ kopp rapsolja

1 matsked. Socker

1 finhackad vitlöksklyfta

En skvätt varm pepparsås

1 ½ tsk. Salt

2 matskedar. Vatten

Metod

Lägg alla grönsaker och resten av ingredienserna i en stor skål, förutom röd paprika, svamp och lök. Blanda dem väl. Tillsätt svampen och löken i blandningen och blanda försiktigt tills alla ingredienser är jämnt blandade.

Täck skålen och ställ i kylen över natten eller 8 timmar. Strö röd paprika över salladen innan servering.

Njut av!

Quinoa, mynta och tomatsallad

Ingredienser

1 ¼ dl quinoa 1/3 dl russin 2 tomater 1 lök, finhackad

10 rädisor ½ gurka, 1/2, tärnad

2 matskedar. Lätt rostade skivade mandlar

¼ kopp hackad färsk mynta

2 matskedar. finhackad färsk persilja

1 tsk mald spiskummin ¼ dl limejuice 2 msk. Sesamolja 2 ½ dl vatten Salt efter smak

Metod

Ta en kastrull och tillsätt vatten och en nypa salt. Koka upp och tillsätt quinoa och russin. Täck över och låt sjuda i 12-15 minuter. Ta bort från värmen och låt svalna. Häll av quinoan och lägg över i en skål. I en medelstor skål, kombinera lök, rädisa, gurka, mandel och tomater. Rör om försiktigt.

Tillsätt quinoan. Krydda med kryddor, olja och örter. Tillsätt salt efter smak.

Kyl i 2 timmar. Servera kall.

Njut av!

Recept på surkålssallad

Ingredienser

1 burk surkål, tvättad och avrunnen väl

1 dl rivna morötter

1 dl finhackad grön paprika

1 burk paprika, tärnad och avrunnen

1 dl finhackad selleri

1 dl finhackad lök

¾ kopp socker

½ kopp rapsolja

Metod

Blanda alla ingredienser i en stor skål och blanda väl. Täck skålen med ett lock och ställ i kylen över natten eller i 8 timmar. Servera kall.

Njut av!

Snabb gurksallad

Ingredienser

4 tomater, skurna i 8 skivor

2 stora gurkor, väl skalade och tunt skivade

¼ kopp hackad färsk koriander

1 stor rödlök, tunt skivad

1 färsk lime, pressad

Salt att smaka

Metod

Lägg skivad gurka, tomater, rödlök och koriander i en stor skål och blanda väl. Tillsätt limejuice till blandningen och blanda försiktigt så att alla grönsaker täcks med limejuice. Krydda blandningen med salt. Servera omedelbart eller kan serveras efter kylning.

Njut av!

Tomatskivor med krämig dressing

Ingredienser

1 kopp majonnäs

½ kopp halv och halv grädde

6 tomater, skivade

1 rödlök fint skuren i ringar

¾ tesked torkad basilika

några salladsblad

Metod

Kombinera majonnäsen och halv och halv grädde och blanda väl. Tillsätt hälften av basilikan. Täck blandningen och kyl. Ta en tallrik och täck den med salladsbladen. Ordna tomatskivorna och lökringarna. Ringla den avsvalnade dressingen över salladen. Strö över och sedan resten av basilikan. Servera omedelbart.

Njut av!

Rödbetssallad

Ingredienser

4 klasar färska rödbetor, avskalade på stjälkarna

2 huvuden av belgisk endive

2 matskedar. Olivolja

1 pund vårsalladsblandning

1 matsked. Citron juice

2 matskedar. Vitvinsvinäger

1 matsked. Kära

2 matskedar. Dijon senap

1 tsk torkad timjan

½ kopp vegetabilisk olja

1 dl smulad fetaost

salt och peppar efter smak

Metod

Täck rödbetorna lätt med vegetabilisk olja. Grädda i ca. 45 minuter i förvärmd ugn, vid 450 grader F eller 230 grader C. Skala rödbetor och skär i små kuber. Blanda citronsaft, senap, honung, vinäger och timjan i en mixer och bearbeta. Tillsätt olivolja gradvis medan mixern är igång. Tillsätt salt och peppar efter smak. I en salladsskål, lägg vårsalladen, tillräckligt med dressing och blanda väl. Lägg endiverna på en tallrik. Stapla grönsalladen. Toppa den med tärnade rödbetor och fetaost.

Njut av!

Kyckling och spenatsallad

Ingredienser

5 koppar tillagad och strimlad kyckling

2 koppar gröna druvor, halverade

1 kopp snöärtor

2 koppar packad strimlad spenat

2 ½ dl tunt skivad selleri

7oz. kokt spiralpasta eller armbågsmakaroner

1 burk Marinerade kronärtskockshjärtan

½ gurka

3 salladslökar, skivade med toppar

stora spenatblad, valfritt

apelsinskivor, valfritt

Till dressingen:

½ kopp rapsolja

¼ kopp) socker

2 matskedar. Vitvinsvinäger

1 tesked salt

½ tesked hackad torkad lök

1 tsk citronsaft

2 matskedar. hackad färsk persilja

Metod

Kombinera kyckling, ärtor, spenat, vindruvor, selleri, kronärtskockshjärtan, gurka, salladslök och kokt pasta i en stor skål och rör om. Täck över och ställ i kylen i några timmar. Blanda de övriga resterande ingredienserna i en separat skål och kyl i en täckt behållare. Förbered dressingen precis innan servering av salladen genom att blanda ihop alla ingredienser och rör om väl. Blanda komponenterna och blanda väl och servera omedelbart.

Njut av!

Tysk gurksallad

Ingredienser

2 stora tyska gurkor, tunt skivade

½ lök skivad

1 tesked salt

½ kopp gräddfil

2 matskedar. vitt socker

2 matskedar. vit vinäger

1 tsk torkad dill

1 tsk torkad persilja

1 tsk paprikametoden

Lägg upp gurkor och lökringar på en tallrik. Krydda grönsakerna med salt och ställ åt sidan i minst 30 minuter. Pressa överflödigt juice från gurkorna efter marinering. Blanda gräddfil, vinäger, dill, persilja och syltsocker, dill och persilja i en skål. Täck skivor av gurka och lök med denna dressing. Kyl över natten eller minst 8 timmar. Strax innan servering, strö paprika över salladen.

Njut av!

Färgglad citrussallad med unik dressing

Ingredienser

1 burk mandarin apelsiner ¼ kopp finhackad färsk persilja

Lövsallad, valfritt

½ skalad och delad grapefrukt

½ liten gurka

1 liten tomat, skivad

½ liten rödlök

½ tsk farinsocker

3 msk fransk eller italiensk salladsdressing

1 tsk citronsaft

1 nypa torkad dragon

1 tsk torkad basilika

¼ tesked peppar

Metod

Lägg apelsinerna i en liten skål efter att ha tömt saften och ställ åt sidan.

Spara juicen. Ta en liten skål och tillsätt persilja, basilika, dragon, salladsdressing, citronsaft, apelsinjuice, farinsocker och peppar. Vispa blandningen tills den är slät. Lägg upp salladsbladen på en tallrik. Ordna frukterna en efter en. Ringla dressingen över frukten och servera.

Njut av!

Potatis, morot och rödbetor sallad

Ingredienser

2 rödbetor, kokta och skivade

4 små potatisar, kokta och tärnade

2 små morötter, kokta och skivade

3 salladslökar, hackade

3 små gurkor, tärnade

¼ kopp vegetabilisk olja

2 matskedar. champagnevinäger

Salt att smaka

Metod

Blanda alla ingredienserna och blanda väl för att blanda smakerna. Ställ i kylen några timmar och servera kallt.

Njut av!

www.ingramcontent.com/pod-product-compliance
Lightning Source LLC
Chambersburg PA
CBHW071424080526
44587CB00014B/1735